ÍNDICE

Dedicatoria

A Esmeralda, Ramiro y Joaquín, mi esposa, hijo y hermano, que han estado, como siempre, a las duras y a las maduras.

A mis amigos José Antonio Bielsa Arbiol, José Alberto Palomino Moix y Antonio Quintilla Lázaro, que han acreditado su amistad.

Y a todo el personal del Hospital Universitario Miguel Servet, de Zaragoza, que han demostrado, con creces, que ser sanitario no es una profesión, sino una vocación.

Zaragoza, marzo de 2022.

Prólogo

Es para mí un honor –y también una gran responsabilidad– prologar la edición ampliada del *Diario de un paciente de ictus*, el novísimo libro de mi buen amigo y paisano don Ramiro Grau Morancho (eminente jurista en activo, quien desde mediados de los años 70 del pasado siglo ha puesto en pie una obra literaria de irreprochable calidad/entidad).

Con este nuevo libro, Ramiro quiere ponernos sobre aviso ante un problema que, de forma exponencial, amenaza a las nuevas generaciones de convalecientes: el *ictus*.

Conociendo como conozco a don Ramiro Grau, sé que la urgencia interior por publicar –en una edición mejorada– este librito (tan anómalo como resulta en el corpus de su obra literaria) es también una muy real necesidad por encender la alarma social ante la realidad ninguneada del ictus, ese enemigo silencioso, que Ramiro ha vivido –y todavía vive– en primera persona.

Tal y como con todo lujo de detalles narra el autor, *Diario de un paciente de ictus* es la memoranda descarnada de aquellos tremendos días de agosto y septiembre de 2021, en los que nuestro hombre, *poco antes, durante y tras el ictus*, pone negro sobre blanco sus reflexiones del día ante la realidad inexorable de la enfermedad. Sin afectaciones ni circunloquios, esta memoria personal trasciende con todo las limitaciones del relato personal, como veremos más adelante.

Ramiro Grau es una figura pública con una dilatada trayectoria al frente de las más variadas causas legales, privadas y públicas. Sin embargo, en esta ocasión prevalece la dimensión personal del hombre de carne-y-hueso sobre las intrincadas aristas metapolíticas de un problema harto silenciado en la España de 2021-2022: el ictus, sí, pero también los mecanismos protocolarios y la infraestructura médico-sanitaria que están detrás de los mismos, con sus pros y sus contras.

Pero viajemos al pasado: el 27 de septiembre de 2021, el medio *Alerta Digital* publicaba esta nota de prensa, firmada por quien aquí escribe; la nota decía así:

"*Lamentamos informarles que el ex fiscal Ramiro Grau Morancho, colaborador de este medio, sufrió un ictus el pasado 15 de agosto mientras veraneaba en su villa natal de Laguarres (Huesca). Trasladado de urgencia al hospital de Barbastro, fue desviado (dada la gravedad de su estado) al central de Zaragoza, donde se recupera lentamente del referido infarto cerebral, que ha dejado al autor aragonés muy disminuido, pese a que su lucidez mental es plena.*

Esperemos que tras los meses de rigor propios de una larga convalecencia, don Ramiro Grau pueda regresar a las trincheras de los muchos frentes contra la corrupción que asolan España: patriotas íntegros como el señor Grau son hoy más necesarios que nunca.

Rogamos una oración por su plena recuperación."

En estas líneas, escritas de corrido ante la impactante noticia que me había hecho llegar el propio Ramiro desde el hospital, se condensaba la situación de nuestro hombre a mediados del mes de septiembre de 2021.

Confieso que al principio sospeché algo: tras varias semanas sin contestar a mis correos electrónicos, comprendí que algo podía haberle pasado a Grau... El resto, como quien dice, vino solo, y será el propio Grau quien les ponga al corriente en las sucesivas páginas del *Diario*.

Tras sopesar la posibilidad, no quiero realizar aquí una burda "pornografía emocional" en torno a mis visitas al convaleciente en el hospital, pues no se trata de derramar jarabe sensiblero para humedecer los pañuelos de los lectores: se trata de alertar de un problema. Mi misión así es muy otra: prologar con conocimiento de causa esta obra, y justificar su pertinencia en una contexto falto de libros de esta naturaleza.

Dicho esto, es lícito preguntarse: *¿qué singulariza este libro de otros ejemplares destinados a tratar parejo asunto?*

Ante todo, y esto quizá sea lo más significativo para el lector, que no estamos ante un "libro de especialista" (es decir, ante el texto de un técnico que no ha vivido en primera persona la enfermedad, puesto que habla desde la distancia y el empirismo que dimana de la costumbre, instrumentalizada por una profesión basada en la repetición y el cotejo de la enfermedad *en otros*).

Grau, narrador de la enfermedad "*en sí/en mí*", harto consciente de la importancia de su testimonio (un testimonio que puede salvar vidas), ha decidido ponerlo (casi) todo por escrito, elaborando así el que quizá sea el primer libro netamente biográfico de nuestro autor, "*un Grau en alpargatas de hospital*", donde el intérprete del Derecho se difumina en beneficio del enfermo, muy mermado en un hospital de la Seguridad Social de Zaragoza –aunque también sea uno de los mejores de España–: el Hospital Universitario Miguel Servet.

Hay en este *Diario de un paciente de ictus* algo más que una memoria personal del ictus, desde su irrupción hasta la salida del túnel (tras casi frisar los pórticos de la muerte): el autor, consciente de que las cosas grises y sórdidas no resultan atractivas al gran público (si bien no las omite), ha optado con buen criterio por sazonar su historia de fino humor aragonés, y así lo testimonian las páginas de su obra, añadiendo a tal condimento una dimensión política en la que, ahora sí, aflora la perspicacia del jurista, cual hábil detector de un sistema que se hunde: el "hospital universal de España".

Sin más preámbulos, deseamos al lector una provechosa lectura.

José Antonio Bielsa Arbiol

1

Elogio del Hospital Universitario Miguel Servet, de Zaragoza

El 15 de agosto pasado sufrí un ictus cerebral en mi pueblo natal de Laguarres, en la Ribagorza.

La rápida intervención del 061 propició que pudiera ser atendido en solo quince minutos, los que tardaron los médicos y la ambulancia en llegar a mi casa natal.

Rápidamente se activó el "código ictus", y fue trasladado al hospital de Barbastro, donde recibí las primeras atenciones.

Ante la gravedad de mi estado al día siguiendo me llevaron al hospital Miguel Servet, de Zaragoza, donde recibí las atenciones de la planta séptima, dirigida por un gran médico, humanista, sencillo como sólo suelen serlo las personas sabias, el doctor Capablo. Toda mi gratitud hacia él, y todo el personal del servicio.

Tras quince días allí, la mitad en la UCI que tienen instalada en la planta, en los que no sabía si estaba vivo o muerto, y no paraba de rezar (siempre he pensado que Dios aprieta, pero no ahoga), me enviaron a la planta O, la ULME, dónde está el Servicio de Rehabilitación, y sólo puedo tener buenas palabras hacia todos ellos, y muy especialmente hacia los doctoras Elena García, Inmaculada Salcedo y Elena Martitegui, que se han volcado en atenderme, al igual que la psiquiatra, psicóloga, personal de la planta, etc. Gracias a todos ellos.

La llegada al Servicio de Rehabilitación fue providencial, pues a mi deseo de curarme se unió el esfuerzo de todos ellos por ayudarme...

Dicen que los médicos te salvan la vida, y los fisioterapeutas te dan calidad de vida, y que gran verdad es.

He tenido la suerte de caer en las manos de un excelente grupo de fisioterapeutas y terapeutas ocupaciones (la logopedia me la "convalidaron", pues pronto pude hablar, no sin grandes dificultades al principio), y no quería dejar de reconocer el mérito de todos y cada uno de ellos, aunque debo resaltar los dos profesionales que más me han atendido, Aitor y Tania, dos fisioterapeutas de sobresaliente cum laude.

Mi gratitud a todos ellos.

La comida era y es excelente, y las buenas compañías también han influido mucho en mi bienestar, dentro del malestar, zozobra y preocupación que supone la situación. La creación del Hospital de Día, que nos permite dormir en casa y estar toda la jornada laboral en el hospital, rehabilitándonos y haciéndonos útiles para la sociedad, y para nosotros mismos, permitiendo así prestar servicio a un número mayor de pacientes, creo es una gran idea, digna de todo elogio.

Don Julio Albalad, excelente médico traumatólogo, en la planta séptima, su esposa Carmen y sus cuatro hijos, todos formando una piña, y don José María Enguita Utrilla, catedrático de lengua y literatura en la Universidad de Zaragoza, su esposa y su hija, nos ayudaron mucho a afrontar la situación. Gracias a todos ellos.

Y, por último, no puedo olvidar a mi esposa, Esmeralda, a mi hijo Ramiro, a mi hermano, Joaquín, y a todos los familiares y buenos amigos (¡gracias, José Antonio!), que en estos momentos difíciles me han apoyado en todo lo posible.

¡Todos ustedes son formidables!

Mi gratitud será eterna.

Publicado en Alerta Digital y Noticiero Universal (16/10/2021), El Correo de España (17/10/2021), El Español Digital y Heraldo Sanitario de Oregón (18/10/2021) y El Diestro (20/10/2021)

2

La Terapia Ocupacional es útil y necesaria para la sociedad

En agosto de 2021 sufrí un ictus cerebral, en plenas vacaciones.

Gracias a Dios, y al SALUD, fui atendido rápidamente y, posiblemente, ello me salvo de más graves secuelas.

De cualquier forma, estoy aprendiendo a andar, como si volviera a tener dos años, más o menos.

Ando –es un decir-, en silla de ruedas, o con un andador, y ahora es cuando empiezo a ser consciente de la gran cantidad de trabas y obstáculos que las personas discapacitadas tienen –tenemos- para desplazarnos, etc.

Tras un tiempo de estabilización, etc., fui trasladado al Servicio de Rehabilitación del Hospital Miguel Servet, de Zaragoza, un gran Servicio, en un gran Hospital, el buque insignia de la Sanidad Aragonesa, y comencé a disfrutar –y también sufrir-, los servicios de los fisioterapeutas y los terapeutas ocupacionales.

Como el próximo día 27 de octubre es el Día Mundial de la Terapia Ocupacional, quisiera, como simple usuario de sus servicios, romper una lanza en favor de esta profesión, tan desconocida socialmente, por lo menos para mí.

Gracias a Arancha, en primer lugar, una gran profesional, y posteriormente a Anabel, y Celia, terapeuta en prácticas, he conseguido alcanzar unos objetivos, para cualquier paciente de gran importancia: ser autónomos, aprender a vestirnos solos, a ducharnos, a realizar los hábitos de higiene, etc.

Aún recuerdo los primeros días, cuando me parecía volver a un colegio de primaria, e incluso de preescolar, cuando nos enseñaban esas pequeñas, pero grandes cosas, que nos permiten ser independiente: desabrochar los botones, calzarnos, aprender a utilizar los dedos de la parte del cuerpo dañada, para poder escribir con el ordenador, por ejemplo, pelar la fruta, cortar la carne o el pescado, en definitiva, ser autónomos, y no ser una carga para nuestras familias ni para la sociedad.

Confieso que fui reticente a la terapia ocupacional, pues me parecía estar perdiendo el tiempo, pero a la segunda o tercera sesión pude ver que todo lo que hacíamos tenía sentido, mucho sentido, y estaba encaminado a mejorar nuestro estado de salud, y poder volver a realizar aquellas cosas que hacíamos normalmente antes del ictus, o problemas medulares, etc.

El Hospital Universitario Miguel Servet, de Zaragoza, tiene una excelente plantilla de Terapeutas Ocupacionales, y gracias a ellos, cada año miles y miles de pacientes estamos haciendo realidad el lema de la terapia ocupacional:

"La medicina le da más días a la vida, y la terapia ocupacional le da más vida a los días".

Por todo ello, y por mucho más: ¡gracias por existir!

Si la carrera y profesión de terapeuta ocupacional no existiera, habría que crearla.

Por ello me sumo en la escasa medida de mis fuerzas al Día Mundial de la Terapia Ocupacional.

Va por ustedes, señoras y señores.

Publicado en Alerta Digital (26/10/2021), PaNam Post, El Correo de España, El Diestro, El Español Digital y Heraldo de Oregón (27/10/2021)

3
España, Hospital Universal

Desde hace unos tres meses disfrutó de la sanidad pública española, tras haber sufrido un ictus el pasado verano.

Gracias a Dios, y a los médicos, fisioterapeutas, terapeutas ocupacionales, y a todo el personal hospitalario, psiquiatras, psicólogos, enfermeras, auxiliares, celadores, etc., me estoy rehabilitando todo lo posible.

Más de cuarenta años de cotización, y ni un solo ingreso hospitalario en los sesenta y cuatro años precedentes, creo que me dan derecho a ello.

La cotización a la seguridad social cubre cuatro contingencias: asistencia sanitaria, desempleo, invalidez y jubilación y, por ahora, solo estoy disfrutando –es un decir- de la primera.

La seguridad social española nace de la Comisión de Reformas Sociales, posteriormente el Instituto de Reformas Sociales, con el Vizconde de Eza, en el Gobierno de Primo de Rivera, pero fue otro General, el General Franco, de la mano de un ministro falangista, de los de verdad, don José Antonio Girón de Velasco, quien institucionalizó la Seguridad Social para todos los españoles.

Resulta sorprendente, e incluso paradójico, que hayan sido dos gobiernos presididos por militares quiénes hayan logrado este gran avance social para España y los españoles.

Hasta la fecha, los partidos o partidas políticas, tanto anarquistas como socialistas y comunistas, y hasta mediopensionistas, como el PP, que no es carne ni pescado, nada han hecho por el bien del pueblo español, como no sea machacarnos a impuestos, y despilfarrar el escaso dinero público existente.

Hemos pasado de 700.000 funcionarios públicos en 1975, con el régimen de Franco, a más de 3.000.000 de empleados públicos, y 500.000 políticos chupando del bote... Y nuestras administraciones públicas siguen funcionando igual o peor que antes.

Esta estancia hospitalaria me ha permitido ver, con sorpresa e indignación, como "nuestro" sistema hospitalario atiende a un porcentaje de extranjeros, que me atrevería a cifrar en un veinte por ciento, más o menos, la mayoría de ellos sin cotización previa a la seguridad social española.

He conocido, incluso, a un senegalés que al encontrarse grave en su país, cogió un avión a España, y nada más llegar al aeropuerto de Madrid, tuvo que ser ingresado por graves afecciones. Y lleva meses disfrutando de la asistencia sanitaria que pagamos todos los españoles.

¿Es justa y lógica esta situación...?

Pienso que no.

España no puede ser el Hospital Universal de los 7.000 millones de personas que hay en el mundo.

Como me decía hace poco un médico, el sistema pronto colapsará, y es solo cuestión de tiempo, de poco tiempo.

Mientras tanto se reducen las prestaciones a los españoles cotizantes, se dan las altas con excesiva premura, hay listas de espera interminables para intervenciones quirúrgicas, en ocasiones de años, etc.

En definitiva, todo lo que "regalamos" a los millones de extranjeros no cotizantes se lo estamos quitando a los españoles que han creado y mantenido un sistema de seguridad social que es la envidia del mundo.

Los políticos españoles, que en definitiva nos representan a nosotros, por lo menos en teoría, y no exclusivamente al NOM, Nuevo Orden Mundial, ¿no deberían hacer examen de conciencia y entonar el mea culpa ante esta situación, con el consiguiente propósito de enmienda, antes de que sea demasiado tarde...?

Publicado en El Correo de España, Alerta Digital y El Español Digital (28/10/2021) y El Diestro y Heraldo Sanitario de Oregón (29/10/2021)

4

Diario de un paciente de ictus (I)

Tres meses de hospitalización, a pensión completa, sin nada que hacer, salvo rehabilitar la mitad de mi cuerpo, que va por libre, y no obedece al cerebro, o lo que queda de él, me hacen pensar que al igual que el gobierno actual, tengo media parte podemita, que hace lo que le da la gana, y no obedece a la cabeza, que solo espero no esté tan vacía de contenidos como la de Pedro Sánchez.

He querido poner negro sobre blanco esta dura experiencia, en la que estoy sumido, por si pudiera ser de alguna utilidad para otros pacientes que estén pasando por una experiencia similar.

¿Me muero?

La historia empieza por un ictus en agosto pasado, mientras disfrutaba de las vacaciones, en mi pueblo natal de Laguarres, en el Altoaragón.

La noche anterior me levanté sobre las tres de la mañana a orinar –la próstata no perdona-, y a beber un vaso de agua.

Observé, con asombro, que el cuerpo no me obedecía, sobre todo la parte izquierda, pero zigzagueando, y a trancas y barrancas, conseguí llegar al baño, y posteriormente ir a la cocina, a beber agua.

Volví a la cama, y no le di la mayor importancia... Pensé que estaba medio dormido, y que por eso el cuerpo no me había respondido debidamente.

A la mañana siguiente, 15 de agosto, Día de la Virgen María, me levanté cuando toda la familia seguía durmiendo, desayuné, tomé la pastilla para la tensión que tenía prescrita –soy hipertenso-, y encaminé mis pasos de forma premonitoria al cementerio de la localidad, donde están enterrados mis padres y abuelos.

Allí recé por ellos, y por todos los vecinos fallecidos, pues al tratarse de una pequeña localidad de La Ribagorza, todos los vecinos somos familiares, en el bien entendido supuesto de que, como consecuencia de la infame política que estamos sufriendo, el pueblo vuelve a estar dividido, entre rojos y nacionales, es decir, entre izquierdas y derechas.

(Algo que no existía en mi juventud, o, al menos, yo no era consciente de ello).

Volví al pueblo –el cementerio está a un kilómetro, más o menos-, dando la vuelta a la localidad por caminos desiertos, en una media circunferencia de tres o cuatro kilómetros, y doy gracias a Dios por no haber sufrido el ictus en ese paseo, pues hubiera muerto completamente solo, ya que hubieran tardado horas en localizarme, pues no llevaba el móvil, y nadie sabía dónde estaba.

A las ocho y media de la tarde íbamos a cenar, y de repente empecé a sentirme mal, con grandes sudores, y la casi total imposibilidad de mantenerme en pie...

Le dije a mi esposa que no podía poner la mesa, y me senté en la terraza, esperando que el aire puro me levantara el ánimo, pero todo fue inútil.

A trancas y barrancas, con grandes dificultades, entré en el salón y me eche literalmente en una butaca, y ya no podía hablar, simplemente balbuceaba, la pierna y mano izquierda empezaban a desconectarse de mi cerebro, y creí que me había dado un infarto, aunque no sentía el dolor que dicen se siente en el corazón.

Pensé que me moría, aunque no sentí ese tráiler de tu vida entera que dicen se vive cuando te estás muriendo...

La rápida intervención de mi hijo llamando rápidamente al 112, que vistos los síntomas explicados activó rápidamente el "código ictus", y el desplazamiento a Laguarres de un médico y un enfermero, y simultáneamente de una ambulancia, en escasamente quince minutos, permitieron salvarme la vida, y no sufrir daños irreversibles, al menos eso espero.

Rápidamente me pusieron una o varias inyecciones en el estómago, supongo que para evitar la formación de nuevos trombos, y un camillero de la ambulancia me bajó rápidamente por las escaleras de un segundo piso, sin ascensor, con toda diligencia y rapidez.

¡Gracias, amigo, si me estás leyendo!

Nadas más llegar al Hospital de Barbastro, la médico de guardia hizo lo que pudo para estabilizar mi situación, y varias horas después quiso darme el alta, e incluso me entregó el informe correspondiente, que allí se quedó, pues decía que no había sufrido un ictus, y que era solo un ataque de estrés y ansiedad. (Que Dios le conserve el "buen" ojo clínico).

Al intentar levantarme de la cama, vestirme, etc., me derrumbé al suelo, y empecé a vomitar, ante lo cual rectificó su diagnóstico inicial, y dijo que debía permanecer esa noche en observación...

Al día siguiente, y ante el agravamiento de mi estado, se decidió el traslado al Hospital Universitario Miguel Servet, de Zaragoza, y esa decisión fue providencial para mi salud, estabilización y posterior rehabilitación.

Publicado en El Correo de España y El Español Digital (01/11/2021), Alerta Digital, El Diestro y Heraldo de Oregón (03/11/2021), Hispania Magna (13/11/2021) y Mediterráneo Digital (19/11/2021)

5
Diario de un paciente de ictus (II)

El 16 de agosto, y ante el agravamiento de mi estado, fui trasladado con toda urgencia a Zaragoza, al servicio de neurología del Miguel Servet, sito en la séptima planta de la ciudad sanitaria, y allí se desplazaron urgentemente mi esposa e hijo, hermano, cuñada, Pepe, que es como un hermano, y mi sobrino Joaquín.

Obviamente solo les permitieron verme un momento, como una atención especial que agradezco, y a mí me quedó la duda de si venían a verme o a despedirse, tal era el lamentable estado en el que estaba.

Me ubicaron en una pequeña Uci con tres o cuatro camas, y tres enfermeras pendientes de nosotros las 24 horas del día, y conectados a múltiples aparatos, con todo el cuerpo lleno de ventosas o como se llamen, un artilugio en el brazo sano, es decir el derecho (siempre he sido de derechas), y que automáticamente me miraba la tensión cada quince o veinte minutos, etc.

Al más leve movimiento, se disparaban las alarmas, y empezaba a sonar un ruido que alertaba a las enfermeras de que algo no iba bien.

Evidentemente, no podía moverme, y notaba (es un decir) que medio cuerpo no obedecía a mi cabeza, y que estaba muerto como la mojama...

Y empecé a rezar, y a pensar que yo no merecía eso.

Toda una vida luchando, estudiando, formándome, leyendo, escribiendo, etc., para nada.

Me quedaba el consuelo de que mi hijo Ramiro es abogado en uno de los más grandes y prestigiosos despachos de España, y que Esmeralda recibiría la pensión correspondiente, que le permitiría vivir dignamente, pero nada más.

Estaba paralizado, no podía ni moverme en la cama, pero la cabeza no paraba de pensar, recordando todas las cosas que había dejado a medio hacer, o que ya no podría realizar.

Me veía tullido, para el resto de mis días, eso suponiendo que me quedara algún tiempo, y que iba a ser una carga para mi esposa e hijo.

Y que la vida era injusta, muy injusta, pues no he fumado en la vida. Tampoco tomo licores, salvo alguna cerveza en verano. No he consumido nunca drogas y, en definitiva, lleno una vida sana, aunque con mucho estrés, y posiblemente demasiado sedentaria, aunque procuro andar, pasear, etc.

Mi autobús urbano son los zapatos, y suelo acudir a todas partes andando, salvo que sea al otro extremo de Zaragoza.

No utilizo nunca el coche en la ciudad, y procuro reducir al máximo el consumo de café.

En definitiva, pensaba –y sigo pensando-, que no merecía lo que me estaba pasando, pero el hombre propone, y Dios dispone, y hay que resignarse a lo sucedido, y apechugar con fuerza para procurar modificar favorablemente la situación.

Al preguntar mi esposa qué iba a ser de mí, uno de los médicos de la planta le dijo que me fuera buscando una residencia para personas discapacitadas...

Esmeralda pasó unos días horrorosos ante esa perspectiva, al igual que mi hijo, Ramiro, y toda la familia, que se volcaron con nosotros, tanto los Grau como los Morancho.

Mi gratitud hacia todos y cada uno de ellos, y especialmente hacia la prima Meritxell, una excelente médico, que animó mucho a mi esposa, y le dio numerosos consejos, que nos fueron de gran utilidad.

Y yo hice lo único que podía hacer, que era rezar, y aceptar que estaba en las manos de Dios, y que, en definitiva, sería lo que Él quisiera...

De mi estancia en la UCI de la planta séptima recuerdo el cuidado, y hasta los mimos, las buenas palabras, etc., de todos los enfermeros, y muy especialmente de un chico joven, andaluz, muy reconocible por su peculiar gracejo, que era la amabilidad en persona. Si me estás leyendo, amigo, ¡gracias, muchas gracias!

Tras una semana, más o menos, pues tengo los recuerdos perdidos en la nebulosa de mi inconsciencia, fui trasladado a una habitación, y allí pude comprobar in situ que era incapaz de moverme en la cama, y hasta de hacer mis necesidades, pues el cuerpo se resistía a orinar y defecar en los pañales, al igual que en la cuña.

Terrible situación, que no le deseo a nadie.

Encima, por la noche sufría pesadillas, que me llevaron a caerme de la cama en dos ocasiones, ante mis deseos de ir al baño, pues estaba que reventaba, pero no podía hacer de cuerpo, ni siquiera orinar.

Tuve que ser sondado en alguna ocasión, con el riesgo de padecer infecciones del tracto urinario, y el dolor correspondiente.

Vistos a posteriori los informes médicos correspondientes, resulta que: "... ante la falta de monitores en urgencias del Hospital de Barbastro, se decide traslado a UCI del HUMS para control y tratamiento.

Infartos puntiformes en el hemisferio cerebral izquierdo con microinfartos protuberanciales recientes.

Diagnóstico principal: ictus isquémico agudo.

Valorado por el servicio de rehabilitación quienes deciden su traslado para continuar tratamiento.

En la Unidad (de Neurología) nuevo episodio de empeoramiento hemicorporal sin cambios en TAC".

Excuso decirles que sigo sin enterarme de nada o casi nada, que los recuerdos son muy borrosos, y que mi gran preocupación era el dineral que le estaba costando a la seguridad social, con una enfermera permanentemente a mi lado, durante 24 horas al día, lo que suponía un mínimo de cuatro enfermeras, contando con una corre turnos. ¡Cómo si fueran a pasarme la factura!, pero es lo que hay, cuando uno se preocupa más del interés público que del particular!

El día 30 de agosto me bajan a la planta O, Servicio de Rehabilitación, donde comenzará mi lucha por la vida, por volver a la vida, pero esa es ya otra historia.

Publicado en El Diestro y Catalunyapress (06/11/2021), El Correo de España (07/11/2021), Alerta Digital (08/11/2021), El Español Digital y Heraldo de Oregón (09/11/2021) e Hispania Magna (13/11/2021)

6

Diario de un paciente de ictus (III)

La llegada a la planta O, Servicio de Rehabilitación, fue el comienzo del despertar a la vida, aunque como todos los principios, fue duro y amargo.

Tenía la tensión por las nubes, en ocasiones por encima de 21, la máxima, y la mínima muy alta, de 10 a 14, y no había forma de bajarla, pues ensayaban diversos medicamentos, que no daban el resultado apetecido.

A ello contribuía también, supongo, que no conseguía dormir por las noches, más que a ratos, pues constantemente estaba pensando en los asuntos que llevaba entre manos, en cual sería mi negro futuro, en el supuesto de que tuviera alguno, y consiguiera recuperarme, etc.

Ello hacía que me levantaran más cansado de lo que me acostaban, para bajar al gimnasio, pues estaba muy débil y, encima, sufría frecuentes desmayos, o pérdidas momentáneas de la conciencia, sobre todo al hacer algún movimiento brusco, al levantarme o cambiar de posición en la camilla, pues todo me daba vueltas, aunque dada la competencia y profesional de los médicos rehabilitadores, fisioterapeutas y terapeutas ocupacionales, todo lo que hacía era acorde a mis escasas posibilidades, sin forzar el ritmo en demasía.

Pasados unos días, y a Dios gracias, consiguieron estabilizar la tensión, algo que tiene mucho mérito, pues soy hipertenso desde hace décadas, y gracias a la psiquiatra que me recetó una medicación adecuada para dormir, y evitar los efectos depresivos del ictus, que se manifiestan en todos los pacientes, según me dijo, conseguí empezar a dormir regularmente. (Es decir, pase de ser un pesimista crónico a un depresivo de libro...).

Y como decían, una buena recuperación empieza por un buen sueño, que te permite cargar pilas...

Siempre había oído decir que las enfermeras españolas no tenían nada que envidiar a las de cualquier otro país... Y allí descubrí que es verdad, y que tenemos un cuerpo de enfermería que es uno de los grandes logros de la sanidad española.

Sin demérito de todas las demás, quisiera recordar especialmente a Rebeca, la simpatía en persona, y a Nacho, el hombre todo terreno que lleva la secretaría, lidiando con seis médicos rehabilitadores, atiende curas y consultas, y se encarga del hospital de día, con eficacia y profesionalidad.

También de ¿Ángel?, un enfermero del turno de noche, educado, simpático y agradable como pocos. (Siento no recordar el nombre con seguridad, pero no le olvidaré nunca, pues es la amabilidad en persona).

Todos, sin excepción, son muy competentes profesionalmente, vocacionalmente enfermeros, y lo que es mejor todavía, con una gran empatía con el paciente, casi terminal, que se siente una mierda –al menos yo me sentía así-, pues eres incapaz de hacer hasta tus necesidades, no sabes vestirte solo, calzarte, cortar la carne, el pescado o la fruta, etc.

¡Sólo las personas que hayan pasado por esta situación, sabrán lo verídico que es todo lo que estoy contando!

La caca y el pis, temas estrella en rehabilitación.

Como decía Concha, una estupenda compañera, nunca había oído hablar tanto de dos temas que todos damos por supuestos, y a los que no concedemos la menor importancia, en la vida ordinaria.

Defecar con pañales me parecía extremadamente sucio, pues el único animal que se revuelca en sus propias heces es el cerdo, animal por cierto del que se aprovecha todo, mientras que de los políticos actuales en España no podemos aprovechar nada, salvo alguna honrosa excepción...

Existen la toba y la cuña para hacer caca o pis, pero también con esos artefactos me resultaba difícil, por no hacer imposible.

En ocasiones llegue a estar hasta cuatro días sin deponer, lo que me producía una hinchazón del estómago, y un estado de malestar general.

Pero el remedio, unos sobres de un líquido que removía las heces, era peor que la enfermedad, pues producía tal incontinencia que siempre tenías miedo que ante cualquier movimiento brusco en el gimnasio, por ejemplo, pudieras obsequiar a la guapa fisioterapeuta que te atendía con semejante “atención”.

Lo mismo sucedía con las flatulencias, y no de Chanel 5, precisamente, que en ocasiones salían sin que tú pudieras evitarlo, y por las cuales solo podías pedir disculpas.

Hay que reconocer que los fisioterapeutas, con una gran profesionalidad y humanidad, lo asumían como gajes del oficio, y procuraban que te sintieras bien contigo mismo. ¡Gracias, amigos!

En definitiva, sobrevivía, gracias a la labor de las auxiliares de enfermería, de alta calidad humana y profesional la mayoría (no todas), los celadores, que les ayudaban a levantarnos y acostarnos, pues éramos pesos muertos, etc. También el personal de limpieza, e incluso alguna estudiante de auxiliar en prácticas. ¡Gracias, María Pilar y Sandra, por vuestro buen hacer! También Gloria, Belén, contratada para el verano, una señora morena, de media edad, muy educada, y cuyo nombre siento no recordar con nitidez (tengo memoria fotográfica, pero me cuesta mucho retener los nombres), etc.

Este problema a la hora de hacer mis necesidades me llevó a caerme en el baño, al intentar sentarme en el "trono", y fallarme el brazo izquierdo, con el que agarraba los artefactos metálicos que colocan para facilitar la maniobra, y cuyo nombre técnico desconozco.

Afortunadamente, todo quedó en un susto, por la presencia de tres auxiliares en la habitación, a las que pedí que por favor, me dejaran entrar en el baño para orinar, pues era incapaz de hacerlo con ellas presentes, pues iban a acostarme, creo recordar.

(Al día siguiente, la médico rehabilitadora me echó la bronca correspondiente, y tenía toda la razón).

Me hicieron una radiografía de la rodilla izquierda, pues caí de rodillas, al fallarme esa pierna, además del brazo y la mano. ¿Cómo ven, estaba hecho una pena.

Otro día, tras cenar, y mientras intentaba cepillarme los dientes, con la ayuda de mi esposa, Esmeralda, empecé a balbucear de forma incoherente, casi no podía hablar, y estaba sudoroso, pálido, y presentaba un aspecto cadavérico, ante lo cual se encendieron las alarmas. Rápidamente la habitación se llenó de enfermeras, auxiliares y celadores, y me bajaron corriendo, con cama y todo, a la planta dónde se realizan los escáneres y demás pruebas que consideraron oportunas, y cuyo nombre técnico desconozco.

Mi gratitud también hacia esos excelentes profesionales.

Estaba tan alelado, que la verdad, no me enteraba de nada.

Excuso decirles que Esmeralda pasó la noche en vela a mi lado.

Supongo que ya se veía viuda...

Gracias a Dios, no se habían producido alteraciones importantes en el estado de mi cabeza, o lo que queda de ella.

¿Podré volver a escribir?

Visto el estado de la mano izquierda, que era bastante penoso, la verdad, y más parecía una morcilla que otra cosa, pensé que ya no podría volver a escribir, y era algo que me tenía muy inquieto y preocupado.

Por suerte, el excelente trabajo técnico realizado por los fisioterapeutas y terapeutas ocasionales ha conseguido mejorar mucho la movilidad de la mano, en general, y de los dedos en particular, al igual que de la pierna y el brazo izquierdos.

Y es que, como dice un amigo, con sorna aragonesa, siendo tú de derechas, es lógico que se haya afectado la parte izquierda, pues es la que menos utilizas...

En definitiva, estoy en buenas manos, y con esfuerzo y dedicación, estoy progresando creo que, adecuadamente.

Solo me resta agradecer al Hospital Miguel Servet, de Zaragoza, al Servicio de Rehabilitación y a todo el personal de la planta O, su esfuerzo y dedicación.

¡Son ustedes extraordinarios!

Los españoles no sabemos lo que tenemos, con una sanidad pública que, con todos sus defectos, está entre las mejores del mundo.

Publicado en El Correo de España y El Diestro (11/11/2021), El Español Digital e Hispania Magna (13/11/2021) y Alerta Digital (15/11/2021)

7

Elogio de los fisioterapeutas

Dicen que no se valora debidamente lo que se desconoce, y en ese sentido yo, y creo que millones de españoles, debemos entonar el mea culpa.

Tengo una cuñada, Nuria, y una prima hermana, Pilar, fisioterapeutas, y en el caso de la primera, como reside en Zaragoza y nos vemos más a menudo, siempre la he hecho objeto de mis pullas, llamándole "masajista diplomada", algo que la pobre ha aceptado con resignación cristiana, pero pensando en su fuero interno que tenía a un imbécil por cuñado... Y no le faltaba razón.

Al haberme tocado la lotería adversa el 15 de agosto pasado, resultando "agraciado" con un ictus, he tenido ocasión de sufrir y disfrutar, las dos cosas a la vez, los servicios de varios fisioterapeutas, primero Silvia, en la planta séptima, y posteriormente en rehabilitación, Aitor y Tania, y varios más, como consecuencia de las "herencias", es decir de la atención a pacientes de otro fisio.

Así he pasado por las manos de Iñigo, Javier, Paula, Andrea, Paula, María, Mercedes, y alguna otra cuyo nombre ahora no recuerdo, y bien que lo siento.

Todos ellos fisioterapeutas vocacionales, que se entregan profesionalmente, y te hacen pasar, de ser una persona absolutamente incapaz de andar, y hasta de levantarse de la cama, o ponerse de pie, como sucedía en mi caso, a poder valerte por ti mismo, moverse con una cierta autonomía, etc.

Esta profesionalidad de los fisioterapeutas, fuera de toda duda, y a los hechos me remito, creo deberían obligar al gobierno a modificar la Orden de 26 de abril de 1973, Estatuto del Personal Auxiliar Sanitario Titulado, pues no estamos ante unos meros auxiliares, sino ante unos graduados universitarios en fisioterapia, de la misma forma que otros son graduados en medicina, farmacia, enfermería, etc.

Y no solo la “fachada”, pues es cierto que por Orden de 26 de diciembre de 1986, BOE de 12 de enero de 1987, pasó a denominarse Estatuto de Personal Sanitario no Facultativo, pero el fondo del asunto, sigue siendo el mismo: la falta de competencias propias y específicas de los fisioterapeutas.

En este sentido considero que los arts. 70 y 71 de dicho estatuto, que regulan las funciones de los fisioterapeutas, deberían ser objeto de modificación, primero por lo obsoleta que resulta esta regulación, ¡de hace casi medio siglo!, y segundo para que la carrera y profesión adquiera la plenitud a que tiene derecho.

Estoy muy sensibilizado con esta cuestión, pues yo también pertenezco a un colectivo, el de los graduados sociales, que ha ido alcanzado una madurez académica y profesional, a pesar de otra profesión, a la que también pertenezco, que siempre ha querido estar por encima... Y me refiero a los abogados, obviamente.

Afortunadamente, en una sociedad democrática son los ciudadanos los que valoran el buen hacer de las profesiones, y yo, como usuario desde hace más de tres meses de los servicios de los fisioterapeutas del Hospital Universitario Miguel Servet, de Zaragoza, puedo y debo decir que son unos profesionales que dan calidad a la vida de los pacientes.

Y eso, es mucho, muchísimo.

Considero un deber ético y de conciencia alzar mi voz y mi palabra en favor de un mayor prestigio social y reconocimiento profesional de los fisioterapeutas, de los que lo mejor que podemos decir es que si no existieran, habría que inventarlos.

Por ende, y pese a las dificultades económicas (inexistentes para nombrar a dedo altos cargos políticos y "asesores" que en nada asesoran, pues nada saben), debería aumentarse notablemente el número de fisioterapeutas en las instituciones sanitarias públicas, para que la rehabilitación de los pacientes fuera plena, y no solo "medio rehabilitación".

¡Que no todo el mundo dispone de dinero para poder pagarse unos tratamientos privados, que cuestan un ojo de la cara!

Publicado en El Correo de España (18/11/2021), Alerta Digital, Noticiero Universal y El Español Digital (19/11/2021) y Heraldo de Oregón (23/11/2021)

8

Los españoles de origen sufrimos una política social racista

Más de tres meses de estancia en hospitales públicos, me han permitido ver, in situ y en directo, las "políticas sociales" que estamos aplicando, auténticamente racistas contra los españoles de origen.

Cualquier extranjero es mejor tratado que un español, con cuarenta o cincuenta años de cotización.

Por lo visto, eso no importa. Los medios económicos de la seguridad social deben ser de regalo, pues nos dedicamos a despilfarrar los escasos recursos existentes atendiendo a una cifra de entre ocho y diez millones de extranjeros, de los que solo cotizan alrededor de dos millones.

(Son datos oficiales; no me invento nada).

¿Y de que viven los entre seis y ocho millones restantes...?

Pues eso me gustaría saber, a mí también.

Las ayudas y prestaciones sociales son solo para ellos.

Todavía espero esperando la visita de un trabajador social, para ver qué necesidades tengo, como consecuencia del ictus sufrido en agosto pasado, que obras de reforma de mi casa debo realizar imperiosamente, etc.

Mientras tanto, todos los extranjeros ingresados son visitados por estos "profesionales" (o comisarios políticos del PSOE y de Unidas Podemos), para informarles de todas las prestaciones a las que tienen "derecho", y ello con independencia de que no hayan cotizado nada.

Acojonante. No tengo palabras.

No solo eso, sino que se les facilita el alquiler de pisos sociales, a costes mínimos, cuando no directamente subvencionados por el ayuntamiento, la comunidad autónoma, etc.

Esta situación, es general en toda España, y me gustaría recibir opiniones y experiencias al respecto, si es que alguien me lee, que lo dudo.

Lo mismo sucede con los centros de salud.

Mi esposa, harta de llamar treinta veces al ambulatorio, y perder toda la mañana, va al centro, dónde le dan hora para dentro de quince días.

A su lado, una extranjera de color consigue que le den hora para la tarde del mismo día, pues por lo visto tiene "preferencia".

¿En qué país vivimos...?

Y lo mismo sucede con la asistencia sanitaria en los hospitales, una de las cuatro prestaciones o derechos que tenemos las personas que cotizamos a la seguridad social: asistencia sanitaria, desempleo, invalidez y jubilación.

Pues bien, o más bien mal, en la práctica los hospitales están colapsados, ante la avalancha de pacientes extranjeros, que vienen aquí a operarse del corazón, a hacerse trasplantes, etc., toda una serie de operaciones y tratamientos que son muy costosos, y que consumen los escasos recursos públicos existentes.

Como no se aumentan las plantillas, tampoco se abren nuevos hospitales, etc., excuso decirles que lo que se "regala" a esos millones de extranjeros se les está quitando a los españoles que sí han cotizado para tener una asistencia sanitaria como Dios manda.

Ante la avalancha de pacientes y usuarios, se dan las altas con mucha alegría, y en ocasiones las rehabilitaciones, por ejemplo, como sucede en mi caso, se transforman en "medio rehabilitaciones".

¿Solución...? Pues rascarte el bolsillo, y acudir a la medicina privada, fisioterapeutas particulares, etc., con lo cual acabas pagando dos veces por el mismo servicio: a la sanidad pública y a la privada...

Con el pequeño inconveniente de que muchas personas, posiblemente millones de personas, no disponen de los necesarios medios económicos para ello, y ven como su derecho a una asistencia sanitaria de calidad, de convierte en agua de borrajas, por mor de esta invasión de nuestro sistema sanitario por personas que ni cotizan ni pagan por las prestaciones correspondientes.

Tras acudir al Instituto Aragonés de Servicios Sociales, nos solicitan decenas de documentos, e información sobre el dinero que tengo ahorrado.

Se penaliza a quiénes no viven al día, y hasta consiguen ahorrar, aunque ello suponga privarse de vacaciones, viajar con un coche viejo, que ya ha cumplido sus primeros treinta años de vida (y que ahora que no nos lee nadie, diré que funciona estupendamente), etc.

¿Dónde está la igualdad, que pregona el artículo 14 de la Constitución...?

¿Las ayudas sociales son sólo para los que gastan más de lo que ganan, no ahorran nada, o viven por encima de sus posibilidades?

No quiero culpar a los profesionales correspondientes de esta situación, pues ellos son unos mandados.

Pero hay una política social que me atrevo a llamar criminal, destinada a marginar a los españoles de origen, en beneficio de los extranjeros, fomentado así el denominado efecto llamada.

Si yo viviera en cualquier país africano, por ejemplo, vendría rápidamente a España, pues aquí conseguiría ayudas sociales, asistencia sanitaria gratuita (gratuita para ellos, no para nosotros), escolarización de los hijos, becas de comedor, ropa gratis y comida en los bancos de alimentos, parroquias, Cáritas, etc., en definitiva, estaría mejor, mucho mejor, que en mi país de origen.

Y tontos no son, desde luego.

Con una población real desempleada entre cinco y seis millones de personas, ¿realmente necesitamos más mano de obra extranjera...?

Publicado en Hispania Magna (21/11/2021), El Correo de España y Heraldo de Oregón (22/11/2021), El Español Digital (23/11/2021) y Alerta Digital (25/11/2021)

9

Los no vacunados somos los leprosos del siglo XXI

Decía Unamuno que en España de cada diez cabezas, nueve embisten, y una piensa.

No le faltaba razón.

Entre cuatro y cinco millones de españoles no se han sometido, no nos hemos sometido, a la vacunación, prácticamente obligatoria, por numerosas razones, que sería prolijo explicar:

- La utilización de fetos humanos para fabricar esos productos, de dudosa procedencia y efectos. Como católico me niego a la utilización de niños abortados como cobayas humanas. Si tengo que morir –y todos moriremos algún día-, lo acepto con humildad y resignación cristiana, pero no quiero vivir a costa de niños asesinados en el vientre de sus madres, más bien madrastras.
- El carácter experimental de las "no vacunas"... En efecto, cualquier vacuna tarda décadas en experimentarse y aprobarse, salvo esta, cuyos nocivos efectos estamos viendo todos los días, y ello a pesar de que

los medios de desinformación habitual, fuertemente subvencionados, los oculten.

- Tras sufrir un ictus cerebral el 15 de agosto de 2021, y permanecer más de tres meses ingresado en el Hospital Miguel Servet de Zaragoza (mi agradecimiento hacia todos los profesionales que se afanaron en cuidarme), he visto decenas de pacientes de ictus… ¡y qué casualidad, todos los vacunados estaban bastante peor que yo!, con grandes derrames cerebrales, como si les hubiera estallado la cabeza. Desgraciadamente, muchos de ellos tendrán muy difícil, por no decir imposible, poder volver a su vida anterior…
- Su apoyo por la Organización Mundial de la Salud, OMS, un organismo absolutamente inútil, y dirigido por un comunista abisinio –país dónde hace 47 años que no se celebran elecciones libres-, que actúa como mamporrero del presidente chino, el líder del comunismo mundial.
- La total invasión y vulneración que supone de nuestros derechos fundamentales, consagrados por la Constitución del 78, y entre otros, el artículo 14, que establece que ningún español pueda ser discriminado por diversas razones, además de por "cualquier otra condición o circunstancia personal o social".
- La declaración universal de derechos humanos, y el convenio europeo correspondiente, consagran el derecho a vacunarse…, o no, y tan respetables son los que se vacunen como los que no nos vacunamos.

- Y, desde luego, pretender que las personas sanas, no vacunados, que no hemos contraído el virus, a Dios gracias, somos un peligro para la sociedad, es algo que no se sostiene, y cualquier persona con dos dedos de frente, ve que es una enorme falacia.
- La imposición de las vacunas, mediante el "pasaporte" Covid, que es una forma de estigmatizar a los no vacunados, y obligar a la población que quiera viajar, asistir a actos públicos, en definitiva ser un ser social, a vacunarse. Por cierto, si en lugar de exigir el certificado Covid para entrar en las cafeterías y restaurantes se exigiera para acceder a las bibliotecas públicas, no hubiera habido ningún problema, pero el rebaño no está dispuesto a dejar de entrar en los bares...
- Yo estoy solo, con mi familia y amigos de verdad, esos que se pueden contar con los dedos, y sobran dedos. Y no necesito a nadie más, la verdad.
- En definitiva, confío en Dios, y en las medidas profilácticas de auto protección: alejamiento social, procurar estar el mínimo tiempo indispensable en lugares públicos cerrados, y rezar, que siempre es muy útil y necesario.
- Estamos asistiendo a un teatro, a una gigantesca comedia, de la que la mayoría de la población no es consciente, pues no piensan, y se creen todo lo que les cuentan las telebasuras, completamente subvencionadas y vendidas al gobierno.
- Para los que ya tenemos una edad, esta situación me recuerda mucho a la aparición del Sida, por los años

80, creo recordar, del siglo pasado... Había un gran temor a los contagios, se estigmatizada a los seropositivos, eran despedidos de sus trabajos, la gente tenía miedo a vivir con ellos, e incluso a darles la mano, o tomar un café con uno de ellos. Unos años después la enfermedad se ha normalizado, y hoy por hoy, creo que nadie muere de Sida, de lo que me alegro mucho, por supuesto.

- Las reclamaciones al maestro armero, como decíamos en la mili. Las multinacionales farmacéuticas no aceptan responsabilidad alguna por los problemas sanitarios, muertes, etc., que causen sus productos, según los contratos de venta firmados con los países compradores, y los afectados, o sus derechohabientes, solo podrán reclamar contra el maestro armero, es decir contra su Estado. ¿Y se imaginan ustedes cual va a ser la respuesta de los juzgados y tribunales...?
- En definitiva, caminamos a pasos agigantados hacia un gobierno global del mundo, el NOM, Nuevo Orden Mundial, en donde el gobierno comunista chino nos tratara como trata a sus "ciudadanos", auténticos esclavos, simples consumidores y mano de obra barata, y nada más, sin derechos humanos ni respeto a las ideologías y creencias religiosas, etc.
- ¿Es eso lo que desea para sus hijos y nietos, y para usted mismo...?
- Yo, NO.

Publicado en Tradición Viva y Alerta Digital (26/12/2021), El Correo de España (27/12/2021), El Español Digital (28/12/2021), El Diestro (30/12/2021) y Heraldo de Oregón y Periodista Digital (12/01/2022)

10

El pasaporte Covid es inconstitucional, propio de dictaduras comunistas

No pretendo dar una lección de derecho constitucional, ni de derecho ordinario, pues no es el lugar adecuado para ello, ni tampoco explicar derecho a no juristas, pero cualquier licenciado o graduado en Derecho, a excepción de la mayoría de los "clientes" de las universidades privadas, sabe perfectamente que el mal llamado "pasaporte Covid", es totalmente ilegal, por inconstitucional.

Y debo suponer que también el gobierno totalitario del PSOE-UNIDAS PODEMOS, pero lo mismo les da ocho que ochenta.

De un presidente del gobierno que ha vulnerado, en varias ocasiones, los derechos fundamentales de los españoles, y sigue en el cargo, tan tranquilo, ¿qué podemos esperar?

Absolutamente nada.

Nada bueno, quiero decir.

Los españoles nos identificamos, dentro de España, con el documento nacional de identidad, que debemos portar obligatoriamente siempre que estemos fuera de nuestras casas, y cuándo salimos a otros países, debemos llevar el pasaporte, excepto dentro de la UE, que en la mayoría de los países, sino en todos, basta con el documento nacional de identidad.

En el ámbito nacional, a falta de pan, buenas son tortas, y caso de pérdida, sustracción, deterioro, etc., del documento nacional de identidad, podemos identificarnos también con el permiso de conducción, de forma alternativa o subsidiaria.

Y nada más.

El mal llamado "pasaporte covid" es un engendro totalitario, comunista, inventado ex novo, para segregar y estigmatizar socialmente a los que no hemos querido pasar por el aro de la vacunación.

El artículo 14 de la Constitución, en sede de derechos fundamentales, dice que: "Los españoles son iguales ante la ley, sin que pueda prevalecer discriminación alguna por razón de nacimiento, raza, sexo, religión o cualquier otra condición o circunstancia personal o social".

Artículo 18, 1: "Se garantiza el derecho al honor, a la intimidad personal y familiar y a la propia imagen".

Artículo 18, 4: "La ley limitará el uso de la informática para garantizar el honor y la intimidad personal y familiar de los ciudadanos y el pleno ejercicio de sus derechos".

Artículo 19: "Los españoles tienen derecho a elegir libremente su residencia y a circular por el territorio nacional".

Y el artículo 9, en el Título Preliminar de la Constitución, establece que:

1. "Los ciudadanos y los poderes públicos están sujetos a la Constitución y al resto del ordenamiento jurídico.
2. Corresponde a los poderes públicos promover las condiciones para que la libertad y la igualdad del individuo y de los grupos en que se integra sean reales y efectivas, remover los obstáculos que impidan o dificulten su plenitud y facilitar la participación de todos los ciudadanos en la vida política, económica, cultural y social".
3. La Constitución garantiza el principio de legalidad, la jerarquía normativa, la publicidad de las normas, la irretroactividad de las disposiciones sancionadoras no favorables o restrictivas de derechos individuales, la seguridad jurídica, la responsabilidad y la interdicción de la arbitrariedad de los poderes públicos".

Principios constitucionales violados, vulnerados y pisoteados por el actual desgobierno, del primero al último.

En algunos países cercanos, como en Francia, no estar vacunado supone la total y absoluta prohibición de entrada en las cafeterías, restaurantes y hoteles, con lo cual se impide, de facto, cualquier atisbo de vida social, y más en el caso de los franceses, que piensan que su casa es su castillo, y son reacios a facilitar la entrada en el castillo de cualquier persona ajena a la familia.

En España, que somos más de bares y cafeterías, muchas personas se han resignado a vacunarse, para que no les dificulten el acceso a esos establecimientos.

No me consta que se exija para entrar en las bibliotecas públicas, y es más, dudo que alguien estuviera dispuesto a participar en el experimento social de las “no vacunas” para poder entrar en esos loables templos del conocimiento.

¿Qué se pretende con esa “obligatoriedad” de tener un documento que jurídicamente no existe, o ha sido objeto de invento por reales decretos leyes, normas autonómicas, etc., existiendo amplia y variada jurisprudencia de los tribunales superiores de justicia sobre la materia...?

Resulta obvio que varios resultados:

- Demostrar quién manda aquí, y hacernos pasar a todos por el aro.
- Estigmatizar, segregar y arrinconar a los que nos apartamos del rebaño –no diré de borregos, para no ofender a nadie-, y pensamos con nuestra cabeza.
- Dificultar la vida laboral y social de los “no vacunados”, de forma que se nos obligue a volver al rebaño.

Pues en mi caso, y pienso que en el de la mayoría de los no vacunados, no van a conseguir que nos vacunemos.

Primero esta nuestra salud, y después los experimentos totalitarios comunistas.

Y como decía don Eugenio D´Ors, los experimentos con gaseosa.

Al fin y al cabo, soy un admirador de Benedicto XIII, el Papa Luna, y más terco que una mula, o en mi caso concreto, que un burro aragonés.

La situación es muy grave, pues se está intentando someter a la humanidad, bajo el yugo de la bota totalitaria comunista, y las personas con valores y principios, creo tenemos el deber cívico y cristiano de oponernos con todas nuestras fuerzas, de una forma razonada y razonable.

Claro que, no hay peor sordo que el que no quiere oír...

Publicado en Tradición Viva y Alerta Digital (14/01/2022), Periodista Digital y El Correo de España (15/01/2022), PaNam Post y El Diestro (16/01/2022) y Heraldo de Oregón (17/01/2022)

11

Máster en Covid-idiota

Según nuestro informante anónimo, en las cuadras del Palacio de la Moncloa, el Presimiento del Gobierno va a presentar al Consejo de ministras, ministros, y ministros de sexo fluido, un proyecto de real decreto-ley, que posteriormente pasará a la firma del Rey pasmado, y que dice así:

"Con la finalidad de elevar el nivel cultural del pueblo español, sometido a mi paternal gobierno, he decidido crear el título universitario de Master en Covid-Idiota, para que todos, todas y todes, puedan tener un título universitario.

Se impartirá por las televisiones privadas, a las que pagaremos doscientos millones de euros por su trabajo de desinformación e intoxicación informativa, que tan acojonada tiene a la plebe, y con la finalidad de no dificultad la obtención del título, con exámenes de tipo fascista, se podrá obtener simplemente matriculándose, y escuchando atentamente la programación sobre el Covid-19, un mínimo de cinco horas diarias, todos los días de la semana, incluidos festivos.

Para subir nota, hacer prácticas y obtener el sobresaliente a que todos tienen derecho, se deberá hablar del tema en las barras de los bares, preferiblemente en voz alta, que en España ya sabemos que el que más grita es el que tiene la razón, divulgando los grandes peligros de la plandemia, y el carácter "benéfico" de las inyecciones experimentales usadas contra el Covid-19.

También recomendamos la lectura de cualquier diario en papel, pues todos comen de nuestra mano, y por consiguiente están a nuestras órdenes.

Y la práctica totalidad de los diarios digitales, exceptuando Periodista Digital, El Español Digital, El Correo de España, Alerta Digital, El Diestro, Tradición Viva, Heraldo de Oregón, y algunos otros, que publican informaciones falsas sobre el Covid-19, e intentan que la gente piense, actividad mental que será objeto de tipificación en el próximo Código Penal, como delito de odio, castigado con penas de entre cinco y diez años de prisión.

Teniendo en cuenta que nuestros súbditos llevan ya casi dos años machacados con noticias falsas, medias verdades, y las paridas de Fernando Simón, un auténtico imbécil, todos los estudiantes-oyentes tendrán derecho a que se les convaliden esos dos años, los que van desde el 9 de marzo de 2022, hasta la actuación, pues como el día 8 era la fiesta del chocho loco, evidentemente no íbamos a dispararnos en nuestra pierna, pudiendo organizar una gran manifestación feminista, aunque luego murieran cientos de personas asistentes a la misma.

Pero no era nada personal, y bien lo saben nuestro jefe Satanás y Soros, su hombre en la tierra, suponiendo que no sean una misma persona.

El título será expedido por la Fábrica Nacional de Moneda y Timbre, y será gratuito.

Podrá obtenerse en los Estancos, previa solicitud.

Los titulados universitarios que se gradúen, podrán acceder a dedo a puestos de trabajo de titulado superior, previa afiliación a los sindicatos UGT y CC.OO., así como a los partidos políticos PSOE, y UNIDAS PODEMOS.

Con la finalidad de que los botontos de la España rural nos sigan votando, también podrán acceder los miembros de TERUEL EXISTE, nuestra marca blanca, y otros partidos, partidas o grupos de trepas similares.

Continuamos con nuestro gran esfuerzo para generar miedo, acojonamiento y preocupación en los contribuyentes, de forma que sirvan también para poder elevar la presión fiscal y las cotizaciones a la seguridad social, especialmente a los autónomos, esos enemigos del pueblo con los que hay que acabar.

Dado en mi Palacio de la Moncloa, III Año Triunfal de mi Dictadura.

El Presimiento de España, Pedro Sánchez".

Sin comentarios...

Publicado en PaNam Post, El Correo de España, El Español Digital, Tradición Viva y Alerta Digital (22/01/2022) y Periodista Digital, El Diestro y Heraldo de Oregón (24/01/2022)

Printed in Poland
by Amazon Fulfillment
Poland Sp. z o.o., Wrocław

87852248R00038